Recetas Saludables De La Dieta Mediterránea

Una guía para principiantes con recetas mediterráneas saludables y asequibles para perder peso disfrutando de sus comidas favoritas

Hilary Anderson - Carolina Caballero

Aviso de descargo de responsabilidad:

Tenga en cuenta que la información contenida en este documento es solo para fines educativos y de entretenimiento. Se ha realizado todo lo posible para presentar información precisa, actualizada y fiable y completa. No se declaran ni implican garantías de ningún tipo. Los lectores reconocen que el autor no está participando en la prestación de asesoramiento legal, financiero, médico o profesional. El contenido de este libro se ha derivado de varias fuentes. Por favor, consulte a un profesional con licencia antes de intentar cualquier técnica descrita en este libro.

Al leer este documento, el lector acepta que bajo ninguna circunstancia el autor es responsable de las pérdidas, directas o indirectas, en las que se incurra como resultado del uso de la información contenida en este documento, incluidos, entre otros, errores, omisiones o inexactitudes.

Tabla de contenido

Introducción

Gracias por comprar *Recetas Saludables De La Dieta Mediterránea: Guía Para Principiantes Con Recetas Mediterráneas Sanas Y Asequibles Para Perder Peso Disfrutando De Sus Comidas Favoritas.*

La forma en que la dieta mediterránea Trabajar Varios estudios de investigación han demostrado que la dieta mediterránea también ofrece elementos nutricionales necesarios que sin duda podrían ayudar a su sistema contra el envejecimiento, enfermedades emocionales, trastornos intestinales, complejidades hereditarias, problemas de la piel, y varias otras enfermedades. Los amigos de científicos en los estudios de estados unidos que el plan dietético que ve su contenido bajo del carbohidrato así como sus resultados probables. Además, revelaron que la dieta era efectiva en la prevención de la enfermedad coronaria y también aumentaba la esperanza de vida promedio del área estudiada.

Vivir una vida sana sobre la dieta mediterránea.

Los extraordinarios beneficios de comer a la manera mediterránea

Estilo de vida saludable y largo

La cocina mediterránea es más conocida como la cocina más popular del planeta, y la dieta no divaga demasiado. Como está situado en verduras y frutas, aceites saludables y granos enteros, además de carne magra y pescado, no es difícil encontrar por qué esta dieta se considera saludable. Mezcla tomar una copa de vino, y te has conseguido un placer, comida fácil de ir.

Huesos fuertes

La osteoporosis ocurre una vez que el cuerpo es incapaz de sanar los huesos como consecuencia de una falta, e incluso el hueso se ha perdido, mientras que apenas queda hueso, o ambos. Como consecuencia de esta enfermedad, los huesos se vuelven quebradizos y podrían estallar de colapso o en circunstancias más extraordinarias, bultos manejables o estornudos. El alto grado de grasas saludables y aceite de coco proporciona elementos nutricionales que pueden ayudar con la densidad ósea. En una investigación publicada en la revista JAMA Internal Medicine, los científicos estudiaron a 90.000 mujeres con una edad media de 64 años. Las señoras tuvieron menos incidentes de rotura ósea y también redujeron la velocidad de la osteoporosis.

Corazón sano

Los signos científicos unen fácilmente la buena salud del corazón con comidas particulares, principalmente frutas, verduras, aceite de coco y nueces. ¡La dieta mediterránea lo tiene todo! La dieta mediterránea se trata de resaltar las grasas. En lugar de trabajar con el petróleo para beber habitual, el plan dietético emplea aceite de coco, que comprende grasa saludable que es ideal para el centro de uno. Dicho esto, la dieta mediterránea ayudará a disminuir su probabilidad de colapso coronario. Una dieta mediterránea contiene alimentos junto con grasas monoinsaturadas como el aceite de coco en lugar de alimentos grasos como la mantequilla. La dieta mediterránea comprende naturalmente la mayoría de los cambios cruciales de la dieta que podrían continuar manteniendo su corazón en forma de punta.

Pérdida de grasa

Aunque el enfoque principal en esta dieta no es la reducción de grasa, es seguro que ayudará con esto si eso es lo que está buscando. Aquí está la idea de la opinión: alimentos limpios y frescos junto con granos enteros, grasas, azúcar en la sangre y toneladas de líquidos combinados con grandes cantidades de ejercicio. Al cambiar a comidas bien equilibradas y una forma de vida saludable, usted va a perder peso sin siquiera causar desequilibrios extremos en el sistema. Además, se entiende que las dietas alimentarias, al igual que la dieta mediterránea, ayudan a perder peso. ¡La única realidad de dejar de comer comida chatarra y alimentos procesados con azúcar y grasas

poco saludables sería un comienzo perfecto para la pérdida de

peso!

desayuno

15

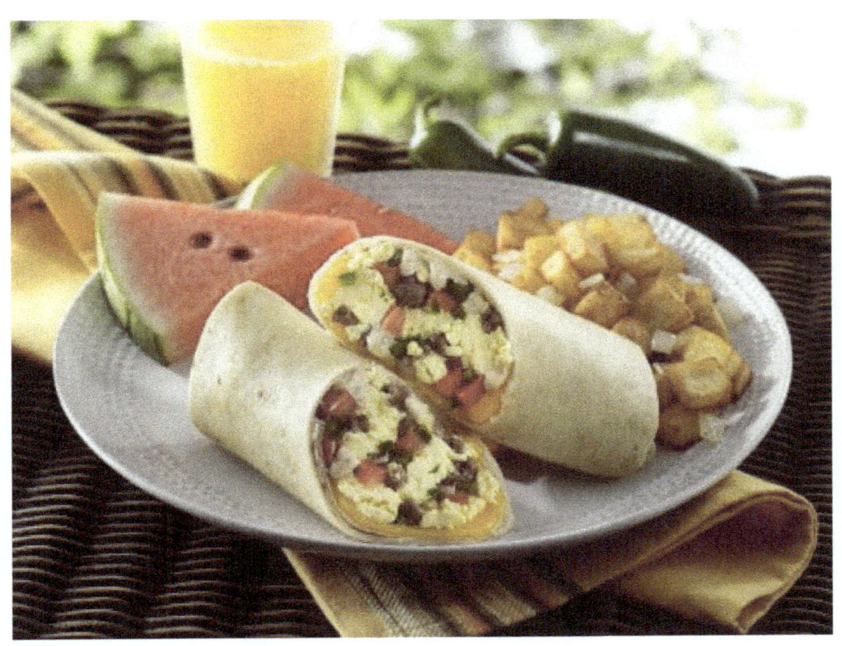

Menemen

Tiempo de preparación: 6 minutos

Tiempo de cocción: 15 minutos

Porciones: 4

ingredientes:

- Dos tomates picados

- Dos huevos, batidos

- Un pimiento picado, picado

- Una cucharadita de pasta de tomate

- 1/4 taza de agua

- Una cucharadita de mantequilla

- 1/2 cebolla blanca en dados

- 1/2 cucharadita de escamas de chile

- 1/3 cucharadita de sal marina

Indicaciones:

1. Poner mantequilla en la sartén y descongelarla.

2. Añadir el pimiento y cocinarlo durante 3 minutos a fuego

medio. Revuelva de vez en cuando.

3.Después de esto, añadir la cebolla en dados y cocinarla

durante 2 minutos más.

4.Remover las verduras y añadir los tomates.

5.Cocinarlos durante 5 minutos con fuego medio-bajo.

6.Luego agregue agua y pasta de tomate. Revuelva bien.

7.Agregue huevos batidos, escamas de chile y sal marina.

8.Remover bien y cocinar los menemen durante 4 minutos a

fuego medio-bajo.

9. La comida cocinada debe ser medio secreción.

nutrición:

•Calorías: 67 Grasa: 3,4 g

•Fibra: 1,5 g

•Carbohidratos: 6,4 g

•Proteína: 3,8 g

Aguacate y Batido de Manzana

Tiempo de preparación: 5 minutos

Tiempo de cocción: 0 minutos

Porciones: 2

ingredientes:

• 3 tazas de espinacas Una manzana verde, con núcleo y

picada

• Un aguacate, pelado, picado y picado

• Tres cucharadas de semillas de chía Una cucharadita de miel

• Un plátano, congelado y pelado 2 tazas de agua de coco

Indicaciones:

1. In tu licuadora, mezcla las espinacas con la manzana y el

resto de ingredientes. Pulso y dividir en gafas y servir.

Nutrición: alories: 168 Grasa: 10.1 g Fibra: 6 g Carbohidratos:

21 g Proteína: 2.1 g

huevos revueltos

Tiempo de preparación: 10 minutos

Tiempo de cocción: 10 minutos

Porciones: 2

ingredientes:

•Un pimiento amarillo picado

•Ocho tomates cherry, en cubos

•Dos cebollas de primavera, picadas

•Una cucharada de aceite de oliva

•Una cucharada de alcaparra, escurrida

•Dos cucharadas de aceitunas negras, deshuesadas y cortadas
en rodajas

•Cuatro huevos

•Una pizca de sal y pimienta negra

•1/4 cucharadita de orégano, seco

•Una cucharada de perejil picado

Indicaciones:

1.Calentar una sartén con el aceite a fuego medio-alto, añadir el pimiento y las cebollas de primavera y saltear durante 3 minutos.

2.Añadir los tomates, alcaparras y aceitunas y saltear durante 2 minutos más.

3.Crack los huevos en la sartén, luego añadir sal, pimienta y orégano, y revuelto durante 5 minutos más.

4.Divida el revuelto entre platos, espolvoree el perejil en la parte superior y sirva.

nutrición:

•Calorías: 249

•Grasa: 17 g

•Fibra: 3,2 g

•Carbohidratos: 13,3 g

•Proteína: 13,5 g

Tomates rellenos

Tiempo de preparación: 10 minutos

Tiempo de cocción: 15 minutos

Porciones: 4

ingredientes:

•Dos cucharadas de aceite de oliva

•Ocho tomates, interiores sacados

•1/4 taza de leche de almendras

•Ocho huevos

•1/4 taza de parmesano, rallado

•Sal y pimienta negra al gusto

•Cuatro cucharadas de romero picado

Indicaciones:

1.Engrasar una sartén con el aceite y arreglar los tomates en el interior.

2.Crack un huevo en cada tomate, dividir la leche y el resto de los ingredientes, introducir la sartén dentro del horno, a continuación, hornear a 375 grados F durante 15 minutos.

3. Servir para el desayuno de inmediato.

nutriciÓn:

•Calorías: 276

•Grasa: 20,3 g

•Fibra: 4,7 g

•Carbohidratos: 13,2 g

•Proteína: 13,7 g

Tostadas de aguacate

Tiempo de preparación: 10 minutos

Tiempo de cocción: 0 minutos

Porciones: 2

ingredientes:

• Una cucharada de queso de cabra, desmenuzado

• Un aguacate, pelado, picado y triturado

• Una pizca de sal y pimienta negra

• Dos rebanadas de pan integral, tostadas

• 1/2 cucharadita de jugo de lima Un caqui, finamente cortado en rodajas

• Un bulbo de hinojo, finamente cortado

• Dos cucharaditas de miel

• Dos cucharadas de semillas de granada

Indicaciones:

1. In un recipiente, mezcle la carne de aguacate con sal, pimienta, jugo de lima y el queso y batir.

2. Untar esto en rebanadas de pan tostado, tapar cada pieza con los ingredientes restantes y servir para el desayuno.

nutrición:

•Calorías: 348

•Grasa: 20,8 g

•Fibra: 12,3 g

•Carbohidratos: 38,7 g

•Proteína: 7,1 g

Tortilla parmesana

Tiempo de preparación: 5 minutos

Tiempo de cocción: 10 minutos

Porciones: 2

ingredientes:

•Una cucharada de queso crema

•Dos huevos, batidos

•1/4 cucharadita de pimentón

•1/2 cucharadita de orégano seco

•1/4 cucharadita de eneldo seco

•1 oz de parmesano, rallado

•Una cucharadita de aceite de coco

Indicaciones:

1. Mezclar queso crema con huevos, orégano seco y eneldo.

2.Poner aceite de coco en el frypan y calentarlo hasta que cubra toda la sartén.

3.A continuación, verter la mezcla de huevos en la sartén y aplanarla.

4.Añadir parmesano rallado y cerrar la tapa.

5.Cocine la tortilla durante 10 minutos a fuego lento.

6.Luego transferir la tortilla cocida al plato de servir y

espolvorear con pimentón.

nutriciÓn:

•Calorías: 148

•Grasa: 11,5 g

•Fibra: 0,3 g

•Carbohidratos: 1,4 g

•Proteína: 10,6 g

bocadillo

27

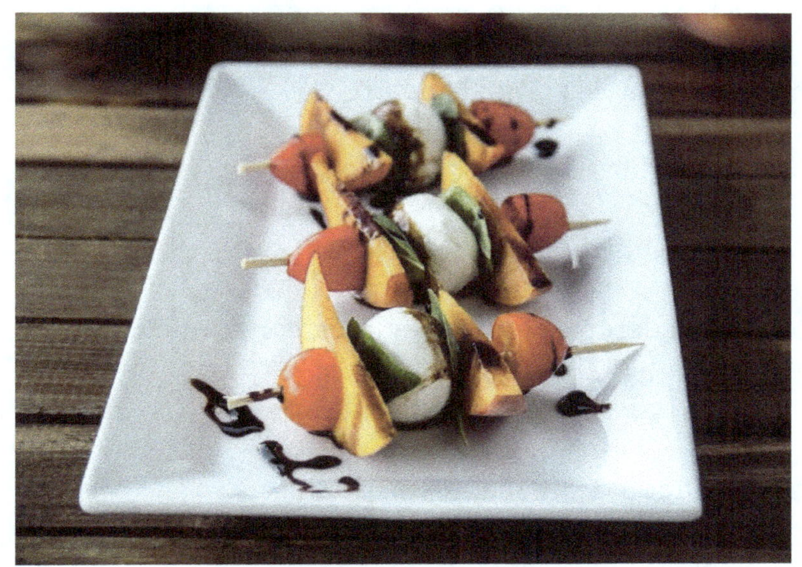

Pepinos con Feta, Menta y Sumac

Tiempo de preparación: 15 minutos Tiempo de cocción: 0 minutos

Porciones: 4 Ingredientes:

- Una cucharada de aceite de oliva virgen extra
- Una cucharada de zumo de limón
- Dos cucharaditas de sumac molido
- 1/2 cucharadita de sal kosher
- Dos invernaderos o pepinos ingleses, cortados en dados
- 1/4 taza de queso feta desmenuzado
- Una cucharada de menta fresca, picada
- Una cucharada de perejil fresco, picado
- 1/8 cucharadita de escamas de pimiento rojo

Indicaciones:

1.In un tazón, batir juntos el jugo de limón, aceite de oliva, sumac y sal. Añadir bien el pepino y el queso feta y lass.

2. Transferir a un plato de servir y espolvorear con menta, perejil, y escamas de pimiento rojo.

nutrición:

• Calorías: 85

• Grasa total: 6g

• Colesterol: 8mg

• Carbohidratos totales: 8g

• Fibra: 1g

• Proteína: 4g

Coles de Bruselas con pistachos

Tiempo de preparación: 15 minutos Tiempo de cocción: 15 minutos

Porciones: 4

ingredientes:

•Coles de Bruselas de 1 libra, fondos resistentes recortados, reducidos a la mitad longitudinalmente

•Cuatro chalotes, pelados y descuartizado

•Una cucharada de aceite de oliva virgen extra

•Sal marina

•Pimienta negra recién molida

•1/2 taza de pistachos asados picados

•Ralladura de 1/2 limón

•Jugo de 1/2 limón

Indicaciones:

1.Precaliente el horno a 400 ° F.

2.In un bol, lanza las coles de Bruselas y chalotes con el aceite de oliva hasta que estén bien recubiertas.

3.Sazonar con sal marina y pimienta, y luego extender las verduras uniformemente en la hoja.

4.Hornear durante 15 minutos, o hasta que esté tierno y ligeramente caramelizado.

5.Take lejos del horno y transferir a un recipiente de servir.

6. Toss con los pistachos, ralladura de limón y jugo de limón. Servir caliente.

nutriciÓn:

•Calorías: 126

•Grasa total: 7g

•Grasas saturadas: 1g

•Carbohidratos: 14g Fibra: 5g

•Proteína: 6g

Tapenade de inspiración mediterránea

Tiempo de preparación: 5 minutos Tiempo de cocción: 0

minutos

Porciones: 1 Ingredientes:

• 1 taza de aceitunas kalamata picadas

• 5 dientes de ajo Un limón, exprimido

• 2 cucharadas de aceite de oliva virgen extra

• Alcaparras de 1 cucharada

• 1/2 cucharadita allspice

• 1/4 taza de perejil picado

Indicaciones:

1. Procesar todos los ingredientes utilizando un procesador de

alimentos hasta que esté bien mezclado. ¡Servir y disfrutar!

nutrición:

• Calorías: 80 Carbohidratos: 2g

• Grasa: 7g Proteína: 0g

Naturalmente nuez &tazón de plátano mantecoso

Tiempo de preparación: 5 minutos

Tiempo de cocción: 0 minutos

Porciones: 4

ingredientes:

• 4 tazas de yogur griego de vainilla

• Plátanos medianos de 2 piezas, en rodajas

• 1/4 de taza de mantequilla de maní cremosa y natural

• Nuez moscada molida de 1 cucharadita

• 1/4 de taza de harina de linaza

Indicaciones:

1.Dividir el yogur por igual entre cuatro tazones de servicio. Rematar cada tazón de yogur con las rodajas de plátano.

2.Ponga la mantequilla de maní dentro de un tazón seguro para microondas. Derrita la mantequilla de maní en el microondas durante 40 segundos. Rocíe una cucharada de mantequilla de maní derretida sobre los plátanos para cada

tazón.

3.To servir, espolvorear con la nuez moscada molida y la

harina de semillas de lino.

nutriciÓn:

•Calorías: 370

•Grasas totales: 10.6g

•Fibra: 4.7g

•Hidratos de carbono: 47,7 g

•Proteína: 22.7g

Inmersión mediterránea de piña

Tiempo de preparación: 5 minutos

Tiempo de cocción: 0 minutos

Porciones: 1

ingredientes:

•16 fresas 8 racimos de uvas

•2 nectarinas, finamente cortadas 1 piña de lata (escurrida)

•1/4 taza de coco en copos y tostado

•Cookies de chip Choc

Indicaciones:

1.Mezclar piña, coco y yogur en un tazón y tapar con fruta y galletas. Cubrir y refrigerar durante una hora antes de comer.

nutrición:

•Calorías: 100 Carbohidratos: 0g Grasa: 2g

•Proteína: 2g

Judías verdes con piñones y ajo

Tiempo de preparación: 10 minutos

Tiempo de cocción: 20 minutos

Raciones: 4 a 6

ingredientes:

• Judías verdes de 1 libra, recortadas

• Una cabeza de ajo (10 a 12 dientes), roto

• Dos cucharadas de aceite de oliva virgen extra

• 1/2 cucharadita de sal kosher

• 1/4 cucharadita de escamas de pimiento rojo

• Una cucharada de vinagre de vino blanco

• 1/4 taza de piñones, tostados

Indicaciones:

1. Precaliente el horno a 425 ° F.

2. In un tazón grande, mezcle las judías verdes, el ajo, el aceite

de oliva, la sal y los copos de pimienta roja y mézclelos,

colóquelos en una sola capa en la hoja de hornear. Asar

durante 10 minutos, remover y asar durante otros 10 minutos, o hasta que esté dorado.

3.Mezclar las judías verdes cocidas con el vinagre y tapar con los piñones.

nutrición:

•Calorías: 165

•Grasa total: 13g

•Carbohidratos totales: 12g

•Fibra: 4g

•Azúcares: 4g

•Proteína: 4g

Piezas de picnic empaquetadas portátiles

Tiempo de preparación: 10 minutos

Tiempo de cocción: 0 minutos

Porciones: 1

ingredientes:

•1 rebanada de pan integral, cortada en trozos del tamaño de un bocado

•Tomates cherry de 10 piezas

•1/4-oz. queso añejo, en rodajas

•Aceitunas curadas con aceite de 6 piezas

Indicaciones:

1.Empaque cada uno de los ingredientes en un recipiente portátil para servirle mientras merienda sobre la marcha.

nutrición:

•Calorías: 197 Grasas totales: 9g

•Fibra: 4g Carbohidratos: 22g

•Proteína: 7g

Cursos Principales

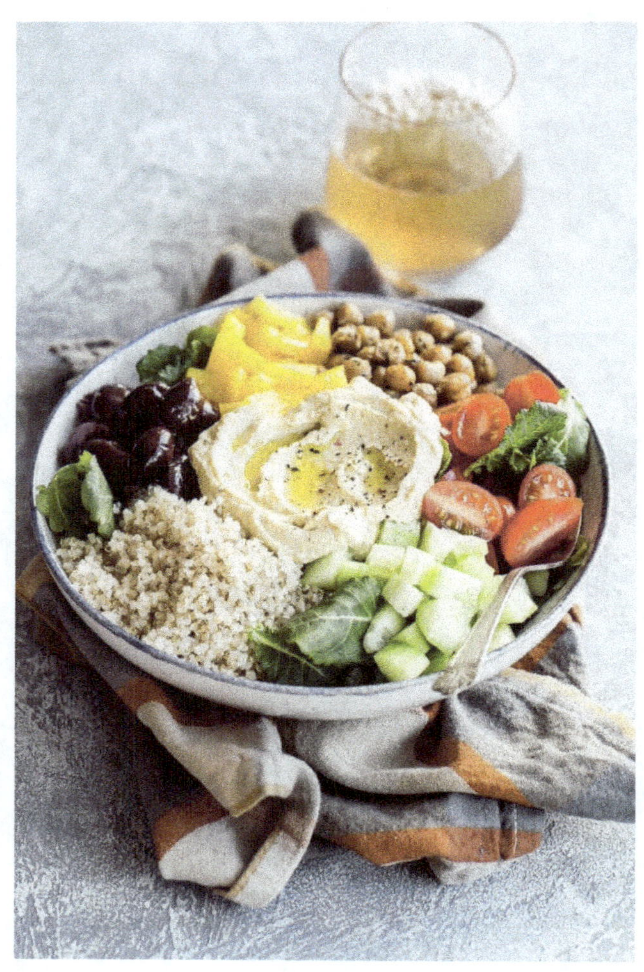

Deliciosa Pasta Primavera

Tiempo de preparación: 10 minutos

Tiempo de cocción: 4 minutos

Porciones: 4

ingredientes:

- 8 onzas de pasta penne de trigo integral
- 1 cucharada de jugo de limón fresco
- 2 cucharadas de perejil fresco, picado
- 1/4 taza de almendras astilladas
- 1/4 taza de queso parmesano, rallado
- 14 onzas de tomate de lata, en dados
- 1/2 taza de ciruelas pasas
- 1/2 taza de calabacín, picado
- Espárragos de 1/2 taza, cortados en trozos de 1 pulgada
- 1/2 taza de zanahorias, picadas
- 1/2 taza de brócoli, picado
- 1 3/4 tazas de caldo de verduras
- Pimienta

• Sal

Indicaciones:

1.Agregue caldo, pares, tomates, ciruelas pasas, calabacín, espárragos, zanahorias y brócoli en la olla instantánea y revuelva bien.

2.Cocine en alto durante 4 minutos, luego ponga los ingredientes restantes y revuelva bien y sirva.

nutriciόn:

• Calorías: 303

• Grasa: 2,6 g

• Hidratos de carbono: 63,5 g

• Azúcar: 13,4 g

• Proteína: 12,8 g

• Colesterol: 1 mg

Pasta de pimienta asada

Tiempo de preparación: 10 minutos

Tiempo de cocción: 13 minutos

Porciones: 6

ingredientes:

•1 lb. de pasta penne de trigo integral

•1 cucharada de condimento italiano

•4 tazas de caldo de verduras

•1 cucharada de ajo picado

•1/2 cebolla picada

•14 oz frasco de pimientos rojos asados

•1 taza de queso feta, desmenuzado

•1 cucharada de aceite de oliva

•Pimienta

•Sal

Indicaciones:

1.Añadir la pimienta asada en la licuadora y mezclar hasta

que esté suave. Saltear el ajo y la cebolla durante 2-3 minutos, luego poner la pimienta asada mezclada y saltear durante 2 minutos.

2.Agregue los ingredientes restantes excepto el queso feta y revuelva bien, cocine en alto durante 8 minutos. Tapar con queso feta y servir.

nutrición:

•Calorías: 459

•Grasa: 10,6 g

•Hidratos de carbono: 68,1 g

•Azúcar: 2,1 g

•Proteína: 21,3 g

•Colesterol: 24 mg

Mississippi tiró de cerdo

Tiempo de preparación: 15 minutos

Tiempo de cocción: 6 horas

Porciones: 4

ingredientes:

•1 hombro de cerdo de 1/2 libra

•1 cucharada de salsa de humo líquido

•1 cucharadita de chipotle en polvo

• Au Jus gravy paquete de condimentos

•2 cebollas, cortadas en cuñas

•Sal kosher

•pimienta negra molida

Indicaciones:

1. Mezcle la salsa de humo líquida, el polvo de chipotle, el paquete de condimentos de salsa Au Jus, la sal y la pimienta. Masajee la mezcla de especias en la carne de cerdo por todos lados.

2. Envuelva en una envoltura de plástico y déjelo marinar en su refrigerador durante 3 horas.

3.Prepare su parrilla para el calor indirecto. Coloque el asado a topa de cerdo en la rejilla sobre una sartén de goteo y remache con cebollas; cubrir la parrilla y cocinar durante unas 6 horas.

4.Transferir la carne de cerdo a una tabla de cortar. Ahora, triturar la carne en trozos del tamaño de un bocado usando dos tenedores.

nutrición:

•Calorías: 350

•Grasa: 11g

•Carbohidratos: 5g

•Proteína: 53.6g

•Fibra: 2.2g

Sabroso arroz griego

Tiempo de preparación: 10 minutos

Tiempo de cocción: 10 minutos

Porciones: 6

ingredientes:

•1 3/4 taza de arroz integral, enjuagado y escurrido

•3/4 taza de pimientos rojos asados, picados

•1 taza de aceitunas, picadas

•1 cucharadita de orégano seco

•1 cucharadita de condimento griego

•1 caldo de verduras de 3/4 tazas

•2 cucharadas de aceite de oliva

•Sal

Indicaciones:

1.Poner el arroz en una olla con aceite de oliva y cocinar

durante 5 minutos.

2.Agregue los ingredientes restantes a excepción de los

pimientos rojos y las aceitunas y revuelva bien, cocine en alto

durante 5 minutos.

3.Añadir pimientos rojos y aceitunas y remover bien. Servir y

disfrutar.

nutrición:

•Calorías: 285

•Grasa: 9,1 g

•Hidratos de carbono: 45,7 g

• Azúcar: 1,2 g

•Proteína: 6 g

•Colesterol: 0 mg

Desayuno tostado

Tiempo de preparación: 10 minutos

Tiempo de cocción: 20 minutos

Porciones: 6

ingredientes:

•2 huevos, batidos

•1/2 taza de yogur

•1 plátano, puré

•1/2 cucharadita de canela molida

•6 rebanadas de pan integral

•1 cucharada de aceite de oliva

Indicaciones:

1.In el tazón de mezcla, mezclar huevos, crema y canela

molida, agregue puré de plátano.

2.Recubre el pan en la mezcla de huevos. A continuación,

calentar el aceite de oliva.

3.Poner el pan recubierto en el aceite de oliva caliente y asar

durante 3 minutos por lado hasta que esté marrón claro.

nutrición:

•Calorías: 153

•Proteína: 6.2g

•Hidratos de carbono: 19,2 g

•Grasa: 5.6g

•Fibra: 2.6g

Arroz de pollo envasado en fibra

Tiempo de preparación: 10 minutos

Tiempo de cocción: 16 minutos

Porciones: 6

ingredientes:

• Pechuga de pollo de 1 libra, sin piel, sin hueso y cortada en

trozos

• 14.5 oz frijoles cannellini enlas enlas

• 4 tazas de caldo de pollo

• 2 tazas de arroz silvestre

• 1 cucharada de condimento italiano

• 1 cebolla pequeña, picada

• 1 cucharada de ajo picado

• 1 cucharada de aceite de oliva

• Pimienta

• Sal

Indicaciones:

1.Caliente el aceite en la olla, luego ponga el ajo y la cebolla y

saltee durante 2 minutos.

2.Añadir el pollo y cocinar durante 2 minutos. Añadir los

ingredientes restantes y remover bien.

3.Cook en alto durante 12 minutos. Remover bien y servir.

nutriciόn:

•Calorías: 399

•Grasa: 6,4 g

•Hidratos de carbono: 53,4 g

•Azúcar: 3 g

•Proteína: 31,6 g

•Colesterol: 50 mg

Rúcula Frittata

Tiempo de preparación: 15 minutos

Tiempo de cocción: 25 minutos

Porciones: 12

ingredientes:

•3 dientes de ajo picados

•1 cucharada de aceite de oliva

•1 taza de rúcula fresca, picada

•8 huevos, batidos

•1 cucharadita de pimienta negra molida

•1 taza de queso mozzarella, rallado

Indicaciones:

1.Calentar el aceite de oliva en la sartén. Mezcle los huevos

con pimienta negra molida, rúcula y dientes de ajo.

2.Añadir la rúcula y verter la mezcla en la sartén caliente.

Rematar la mezcla de huevos con mozzarella y transferir en el

horno precalentado a 360F. Hornear la frittata durante 20

minutos. servir.

nutrición:

•Calorías: 61

•Proteína: 4.5g

•Hidratos de carbono: 0,7 g

•Grasa: 4.5g

•Fibra: 0.1g

Chuletas de cordero a la parrilla

Tiempo de preparación: 4 horas y 15 minutos

Tiempo de cocción: 15 minutos

Porciones: 4

ingredientes:

•8-3 onzas de chuletas de lono de cordero

marinada:

•1 cebolla pequeña en rodajas

•2 cucharadas de vinagre de vino tinto

•1 cucharada de jugo de limón

•1 cucharada de aceite de oliva

•2 cucharaditas de romero picado fresco (sustituir 3/4

cucharaditas. triturado seco)

•2 cucharaditas de mostaza de Dijon

•1 diente de ajo picado

•1/2 cucharadita de pimienta

•1/4 cucharadita de sal

•1/4 cucharadita de jengibre molido

Indicaciones:

1.Cubra las chuletas de cordero con la mezcla combinada de adobo. Cubrir y refrigerar durante 4 horas o durante la noche.

2. Drenar y desechar el adobo. Engrase ligeramente su estante de la parrilla.

3. Asar chuletas de cordero durante 4 a 7 minutos en cada lado a fuego medio. servir.

nutriciÓn:

•Calorías: 164

•Carbohidratos: 0 g

•Fibra: 0 g

•Grasas: 8 g

•Sodio: 112 mg Proteína: 21 g

Ensalada Bulgur

Tiempo de preparación: 10 minutos

Tiempo de cocción: 1 minuto

Porciones: 2

ingredientes:

•1/2 taza de trigo bulgur

•1/4 taza de perejil fresco, picado

•1 cucharada de menta fresca, picada

•1/3 taza de queso feta, desmenuzado

•2 cucharadas de jugo de limón fresco

•2 cucharadas de aceitunas picadas

•1/4 taza de aceite de oliva

•1/2 taza de tomates, picados

•1/3 taza de pepino, picado

•1/2 taza de agua

•Sal

Indicaciones:

1.Agregue el trigo bulgur, el agua y la sal en la olla

instantánea. Cocine en alto durante 1 minuto.

2.Transferir trigo bulgur al tazón de mezcla. Poner el resto de

los ingredientes en el bol y mezclar bien. Servir y disfrutar.

nutriciÓn:

•Calorías: 430

•Grasa: 32,2 g

•Hidratos de carbono: 31,5 g

•Azúcar: 3 g

•Proteína: 8,9 g

•Colesterol: 22 mg

Muslos de pollo de yogur Harissa

Tiempo de preparación: 5 minutos

Tiempo de cocción: 25 minutos

Porciones: 4

ingredientes:

•1/2 taza de yogur griego natural

•Dos cucharadas de harissa

•Una cucharada de zumo de limón

•1/2 cucharadita de sal kosher

•1/4 cucharadita de pimienta negra recién molida

•11/2 libras de muslos de pollo deshuesados y sin piel

Indicaciones:

1.In un tazón, combine el yogur, la harissa, el jugo de limón, la sal y la pimienta negra. Añadir el pollo y mezclar. Marinar durante al menos 15 minutos y hasta 4 horas en la nevera.

2.Precaliente el horno a 425 ° F.

3.Linear una hoja de hornear con papel de pergamino o papel de aluminio. Retire los muslos de pollo del adobo y organícelos en una sola capa en la hoja de hornear. Asar durante 20 minutos, girando el pollo a mitad de camino.

4.Cambiar la temperatura del horno a la parrilla. Asar el pollo hasta que esté dorado en manchas, de 2 a 3 minutos.

nutriciÓn:

•Calorías: 190

•Grasa total: 10g

•Colesterol: 107mg

•Carbohidratos totales: 1g

•Fibra: 0g

Cerdo y Orzo en un tazón

Tiempo de preparación: 15 minutos Tiempo de cocción: 30 minutos

Porciones: 6 Ingredientes:

•24 onzas de lomo de cerdo

•1 cucharadita de pimienta molida gruesamente

•2 cucharadas de aceite de oliva

•3 cuartos de galón de agua

•1-1/4 tazas de pasta orzo, sin cocer

•1/4 cucharadita de sal

•Paquete de 1-6 onzas de espinacas frescas para bebés

•1 taza de tomates de uva a la mitad

•3/4 taza de queso feta, desmenuzado

Indicaciones:

1.Frote la pimienta en la carne de cerdo; cortar en un cubo de tamaño de pulgada. Calentar el aceite a fuego medio en una sartén grande antiadherente y remover y cocer la carne de cerdo durante 8 a 10 minutos.

2.Mientras tanto, hervir el agua y cocinar el orzo. Añadir sal.

Mantener al descubierto y cocinar durante 8 minutos. Añadir

las espinacas y cocinar hasta que el orzo se vuelva tierno (unos

45 a 60 segundos). drenar.

3.Añadir los tomates y calentar a través de. Remover en el

orzo y el queso.

nutriciÓn:

•Calorías: 372

•Hidratos de carbono: 34 g

•Fibra: 3 g

•Grasas: 11 g

•Sodio: 306 mg

•Proteína: 31 g

Sabrosas galettes de huevo

Tiempo de preparación: 15 minutos

Tiempo de cocción: 30 minutos

Porciones: 4

ingredientes:

•1/4 taza de cebolla blanca, en dados

•1/4 taza de pimiento picado

•1/2 cucharadita de sal

•1 cucharadita de escamas de chile

•2 cucharadas de aceite de oliva

•1 cucharadita de eneldo seco

•6 huevos, batido 2 cucharadas de yogur natural

Indicaciones:

1. Mezclar cebolla, pimiento, sal y escamas de chile en la

sartén. Añadir el aceite de oliva y el eneldo seco. Saltear los

ingredientes durante 5 minutos.

2.A continuación, vierta los huevos batidos en el molde de horneado cuadrado. Añadir la mezcla de cebolla salteada y el yogur natural.

3.Aplanar la mezcla y hornear en el horno precalentado a 360F durante 20 minutos. Cortar la comida en galettes. servir.

nutrición:

•Calorías: 166

•Proteína: 9g

•Hidratos de carbono: 2.4g

•Grasa: 13.5g

•Fibra: 0.3g

Carne de cerdo en salsa de queso azul

Tiempo de preparación: 15 minutos Tiempo de cocción: 30 minutos

Porciones: 6

ingredientes:

•2 libras de carne de cerdo asada al centro de lomo, deshuesada y cortada en 6 piezas 1 cucharada de coco amino

•6 onzas de queso azul 1/3 taza de crema pesada

•1/3 taza de vino de Oporto

•1/3 taza de caldo de verduras asadas, preferiblemente casero

•1 cucharadita de copo caliente seco de Chile

•1 cucharadita de romero seco

•1 cucharada de manteca de cerdo

•1 chalote, picado

•2 dientes de ajo picados

•Sal

•granos de pimienta negra agrietados

Indicaciones:

1.Frote cada pedazo de la carne de cerdo con sal, granos de pimienta negra y romero.

2. Derretir la manteca de cerdo en una cacerola sobre una llama moderadamente alta. Sear la carne de cerdo por todos lados durante unos 15 minutos; reservar.

3.Cocine el chalote y el ajo hasta que se hayan ablandado. Agregue vino de Oporto para raspar cualquier pedacito marrón de la parte inferior.

4.Ajustar a medio-bajo, añadir en los ingredientes restantes; continuar cociendo a fuego lento hasta que la salsa se haya espesado y reducido.

nutriciÓn:

•Calorías: 34 Grasa: 18.9g Carbohidratos: 1.9g

•Proteína: 40.3g Fibra: 0.3g

Muslos de pollo mediterráneos crujientes

Tiempo de preparación: 5 minutos

Tiempo de cocción: 35 minutos

Porciones: 6

ingredientes:

• Dos cucharadas de aceite de oliva virgen extra

• Dos cucharaditas de romero seco

• 11/2 cucharaditas de comino molido

• 11/2 cucharaditas de cilantro molido

• 3/4 cucharadita de orégano seco

• 1/8 cucharadita de sal

• Seis muslos de pollo con hueso y piel (alrededor de 3 libras)

Indicaciones:

1.Precalentar el horno a 450 ° F. Forrce una hoja de hornear con papel de pergamino.

2.Colocar el aceite de oliva y las especias en un bol grande y mezclar, haciendo una pasta. Añadir el pollo y mezclar hasta que esté recubierto uniformemente. Colocar en la hoja de

hornear preparada.

3.Hornear durante 30 a 35 minutos, o hasta que el marrón

dorado y el pollo registre una temperatura interna de 165 ° F.

nutrición:

•Calorías: 440

•Grasa total: 34g

•Colesterol: 172mg

•Carbohidratos totales: 1g

Hamburguesa de pavo griego

Tiempo de preparación: 10 minutos

Tiempo de cocción: 10 minutos

Porciones: 4

ingredientes:

• Pavo molido de 1 libra

• Un calabacín mediano, rallado

• 1/4 taza de migas de pan de trigo integral

• 1/4 taza de cebolla roja, picada

• 1/4 taza de queso feta desmenuzado

• Un huevo grande, batido

• Un diente de ajo, picado

• Una cucharada de orégano fresco, picado

• Una cucharadita de sal kosher

• 1/4 cucharadita de pimienta negra recién molida

• Una cucharada de aceite de oliva virgen extra

Indicaciones:

1.In un tazón grande, combinar el pavo, calabacín, migas de pan, cebolla, queso feta, huevo, ajo, orégano, sal y pimienta negra, y mezclar bien. Forma en cuatro empanadas iguales.

2. Calentar el aceite de oliva en una sartén o sartén grande y antiadherente a fuego medio-alto. Añadir las hamburguesas a la sartén y reducir el calor a medio. Cocine por un lado durante 5 minutos, luego voltee y cocine el otro lado durante 5 minutos más.

nutrición:

•Calorías: 285 Grasa total: 16g

•Colesterol: 139mg

•Carbohidratos totales: 9g

•Fibra: 2g

marisco

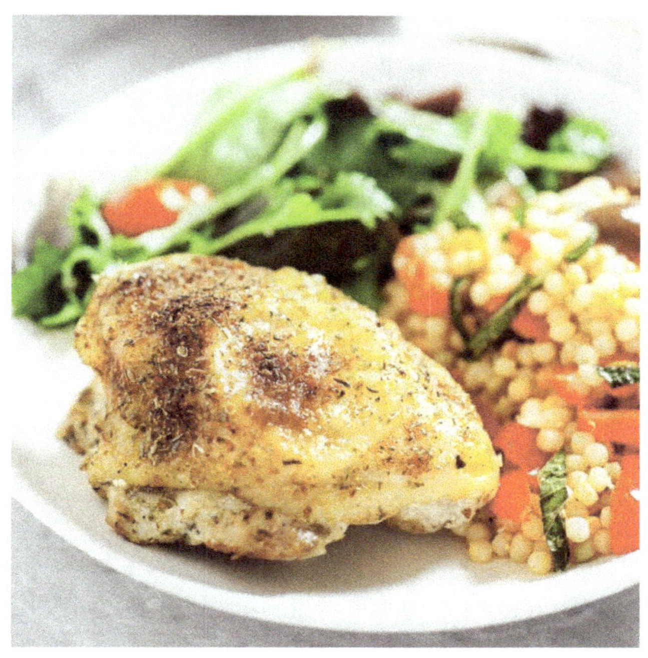

Aceite de oliva bacalao escalfado

Tiempo de preparación: 5 minutos

Tiempo de cocción: 10 minutos

Porciones: 4

ingredientes:

•2 cucharaditas de jugo de limón

•4 de 6 onzas de filetes de bacalao

•3 tazas de aceite de oliva

•1 cucharadita de ralladura de limón

•1 cucharada de sal

Indicaciones:

1.Lavar los filetes y ponerlos en una toalla de papel.

2.Poner aceite dentro de una olla grande, añadir los filetes de pescado a la escalfa durante unos 6 minutos, o el color del pescado cambia opaco.

3.Sacar el pescado del aceite y añadirle sal. Ponga un poco del aceite caliente sobrado en el pescado, agregue jugo de limón con él. Añadir ralladura por aspersión. Está listo para ser servido.

nutrición:

- Calorías: 305

- Carbohidratos: 10g

- Grasa: 15g

- Proteína: 31g

Salmón a la parrilla con limón y vino

Tiempo de preparación: 10 minutos

Tiempo de cocción: 10 minutos

Porciones: 4

ingredientes:

•1 limón grande

•1 1/2 taza de aceite de oliva

•1/2 cucharadita de pimienta

•3 cucharaditas de aceite vegetal

•4 de 6 onzas de filetes de salmón

•1 cucharadita de ralladura de cal

•1 1/2 cucharada de sal

Indicaciones:

1.Preparar la parrilla y frotar los filetes con aceite.

2.Poner ralladura de lima, ralladura de limón, sal y pimienta en ambos lados de los filetes.

3. Cepille el aceite en la parrilla, ponga el salmón y los filetes en la parrilla, y deje que se ase a la parrilla durante unos 7

minutos. Girarlo hacia el otro lado y asar a la parrilla durante unos 3 minutos.

4. El salmón ahora se puede servir con cuñas de limón.

nutrición:

•Calorías: 270 Carbohidratos: 11.5g

•Grasa: 14.2g

•Proteína: 28.1g

Gruesa cangrejo en Tortilla Tostadas

Tiempo de preparación: 15 minutos

Tiempo de cocción: 15 minutos

Porciones: 6

ingredientes:

•Tortilla de maíz entera de 6 piezas tostadas

• Aceite de oliva de 2 cucharadas de cebolla roja de 4

cucharadas, picada

• Ajo de 2 cucharaditas, cilantro picado de 2 cucharaditas,

picado

•Tomates de 11/4 tazas, cortados en dados y escurridos de

líquido

•2 tazas de carne de cangrejo, cocinada

•Lechuga de 1/3 taza, triturada

•Pimiento rojo de 31/2 cucharadas, picado

•Jugo de limón de 1 onza 1/4 de taza de aceitunas de 2 onzas

de salsa

Indicaciones:

1.Precalentar el horno a 350 °F. Hornear las tortillas durante 10 minutos hasta que estén crujientes.

2.Mientras tanto, calentar el aceite de oliva en una sartén colocada a fuego medio-alto y saltear la cebolla durante 3 minutos hasta que esté tierna. Agregue el ajo, el cilantro, los tomates y la carne de cangrejo, cocine durante 5 minutos. reservar.

3.Combine la lechuga, el pimiento, el jugo de limón y las aceitunas en un tazón de mezcla. Mezclar bien hasta que se combinen bien.

4.Dividir la mezcla vegetal uniformemente entre las tortillas. Luego rematar cada tortilla con la mezcla de cangrejo.

5.Servir con salsa.

nutrición:

•Calorías: 90

•Grasas totales: 2g

•Fibra dietética: 1g

•Hidratos de carbono: 4g

• Proteína: 14g

Pulpo encurtido y conservado en aceite de oliva

Tiempo de preparación: 20 minutos

Tiempo de cocción: 5 horas

Porciones: 6

ingredientes:

•Tentáculos de pulpo grandes de 2 libras

•10 dientes de ajo, pelado (dividido)

•3 tazas de aceite de oliva

•Granos de pimienta blanca de 1 cucharadita

•Hojas de laurel frescas de 3 piezas

•1/2 taza de jugo de limón

•Jugo de verjuice o crabapple de 1 taza

•1 cucharadita de orégano griego seco (rigatoni)

•3/4 tazas de agua

•Hojas de perejil de hoja plana, aceitunas negras rasgadas y pepino en rodajas finas para desdobezar

Indicaciones:

1.Precalentar el horno a 375 ºF. Para encurtido o hacer un pulpo confitado, ponga el pulpo, la mitad de los dientes de ajo, aceite de oliva, granos de pimienta y un pedazo de laurel en un plato de hornear. Cubra el plato firmemente con papel de aluminio. Poner el plato en el horno precalentado. Hornear durante 5 horas hasta que esté tierno.

2.Quitar el plato del horno, y dejarlo enfriar por completo en el aceite. Reserve 1 taza del aceite confitado y reserve.

3.Coloque el pulpo confitado después de que es el confitado reservado. Use aceite en un frasco esterilizado de 8 cuartos de galón.

4.A continuación, verter en el jugo de limón y verjuice.

5.A continuación, añadir el orégano y los dientes de ajo y hojas de laurel restantes. Vierta en el agua y selle el frasco con su tapa. Deje el frasco sellado a un lado en un lugar fresco y oscuro, girando el frasco cada par de horas durante 6 horas para encurtido.

6.Retire el pulpo en escabeche del frasco. Cortar el pulpo en trozos grandes, y luego servir con el perejil, las aceitunas y la guarnición de pepino.

nutrición:

•Calorías: 454

•Grasas totales: 35.6g

•Fibra dietética: 0.4g

•Hidratos de carbono: 6,1 g

•Proteína: 28.9g

Fletán con costra de pistacho

Tiempo de preparación: 15 minutos

Tiempo de cocción: 20 minutos

Porciones: 4

ingredientes:

• Filete de fletán de 4 (6 onzas) con piel removida

• 1/2 taza de pistachos sin desalar con cáscara (picados)

• 4 cucharaditas de perejil fresco (picado)

• 1 taza de migas de pan

• 1/4 taza de aceite de oliva virgen extra

• Ralladura de naranja rallado de 2 cucharaditas

• 1 cucharadita de ralladura de cal rallado

• 1/2 cucharadita de pimienta

• 4 cucharaditas de mostaza de Dijon

• 11/2 de sal

Indicaciones:

1.Precaliente el horno a 4000F.

2.In el procesador de alimentos, agregue pistacho, ralladura, migas de pan, perejil y aceite. Pulse hasta que los ingredientes estén bien combinados.

3.Enjuague el pescado y seque con una toalla de papel. Sazonar el filete con sal y pimienta.

4.Cepille el pescado con mostaza y divida el pistacho mezclar uniformemente con algunos en la parte superior del pescado. Presione hacia abajo la mezcla para permitir que la corteza se adhiera.

5. Forrar la hoja de hornear con papel con costra, organizar el pescado con costra y hornear durante 20 minutos o hasta que el filete sea marrón dorado. Dejar 5 minutos para enfriar, luego

nutrición:

•Calorías: 231 Carbohidratos: 31.5g

•Proteína: 5.8g Grasa: g

Sardinas a la parrilla

Tiempo de preparación: 5 minutos

Tiempo de cocción: 15 minutos

Porciones: 4

ingredientes:

•2 libras de sardina fresca (limpia eviscerada y escamada con

la cabeza quitada)

•2 cucharaditas de sal

•3 tbsps. de aceite vegetal

•3/4 cucharaditas de pimienta

•11/2 cucharadita de orégano seco

•3 tbsps. de jugo de limón

•1/2 taza de aceite de oliva virgen extra (dividido)

Indicaciones:

1.Precaliente su parrilla a una temperatura media-alta.

2.Enjuague la sardina y seque con una toalla, luego frote por

ambos lados con aceite de oliva. Espolvorear ambos lados con

pimienta y sal.

3.Limpie la superficie de la parrilla con aceite. Coloque cada

sardina en la parrilla y la parrilla durante 2-3 minutos;

mientras se asa a la parrilla, rocíe la sardina con aceite de oliva

y jugo de limón.

4.Espolvorear con orégano y servir.

nutricIón:

•Calorías: 231

•Carbohidratos: 0.6g

•Proteína: 26g

•Grasas: 13.6g

Halibut Roulade

Tiempo de preparación: 5 minutos

Tiempo de cocción: 10 minutos

Porciones: 6

ingredientes:

•1 libras de filete de fletán

•1/2 libra de camarón 3 limas 1/2 manojo de cilantro

•3 dientes de ajo 1/2 puerro 1 tbsps. de aceite de oliva

•Pimienta negra recién agrietada

•1 taza de salsa de reducción de semi-glace de mariscos

Indicaciones:

1. Antes de comenzar, remoje 12 brochetas de madera en agua durante un mínimo de 2 horas. Precalentar la parrilla.

2.Para el filete, lavar y enfriar, retire la cáscara y la cola del camarón. Cortar el camarón por la mitad a lo largo de la longitud y retirar la vena.

3.Exprimir 2 lima para el jugo y cortar uno en cuñas. Rallar la corteza para la ralladura.

4.Reserva un poco de cilantro y corta los restantes. Cortar en rodajas el puerro y picar el ajo.

5.Cortar el filete de fletán a través de la longitud a aproximadamente 1/2-3/4 pulgada de espesor. Untar y poner en capas con camarones, ralladura, cilantro, puerro y ajo, y enrolla cuidadosamente.

6.Cortar el filete en 6 molinetes e insertar 2 pinchos en cada molinete formando X. cepillo con aceite y parrilla durante 4 minutos por lado o hasta que esté dorado.

7.Llovizna con aceite y despreobre con el cilantro restante, ralladura, 1/2 cucharadita de pimienta. Servir con salsa de reducción demi-glace.

nutriciÓn:

•Calorías: 342 Carbohidratos: 11g

•Proteína: 46g Grasas: 12g

ensaladas

88

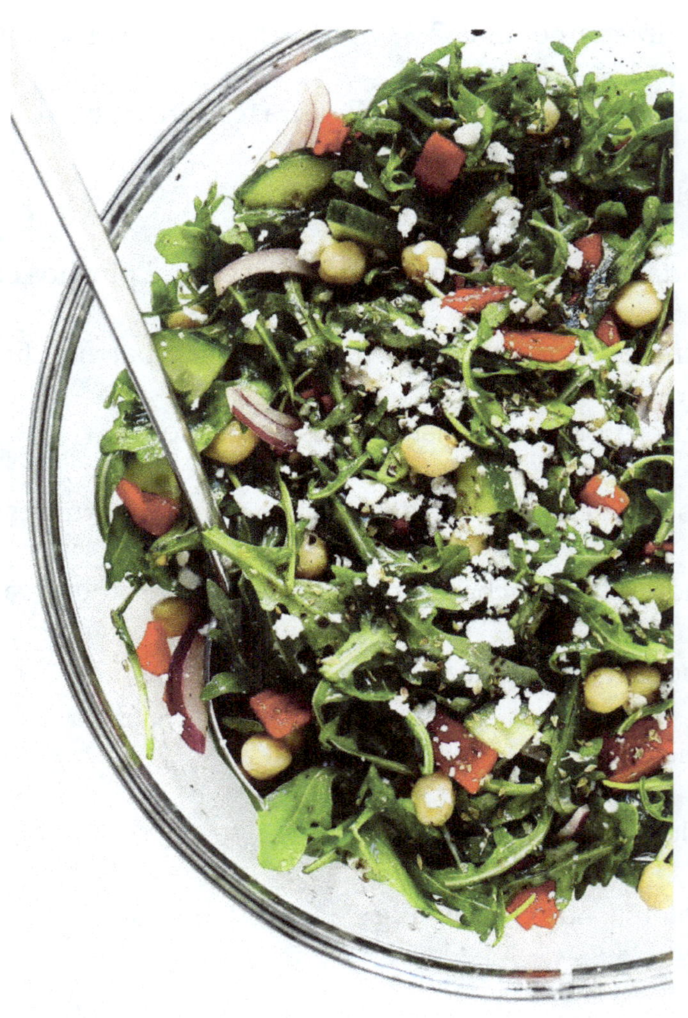

Ensalada caliente de tomate y aceituna con salmón

Tiempo de preparación: 15 minutos

Tiempo de cocción: 10 minutos

Porciones: 4

ingredientes:

•4 filetes de salmón (aprox. 4 onzas - 1,25 pulgadas de espesor)

•1 taza de apio

•2 tomates medianos

•.25 taza de menta fresca

•.5 taza de aceitunas kalamata

•.5 cucharaditas de ajo

•1 cucharadita de sal

•1 cucharada de miel

•.25 cucharaditas de pimiento rojo escamas

•5 cucharadas de aceite de oliva (+ más para cepillado)

•1 cucharada + 1 cucharadita de vinagre de sidra de manzana

Indicaciones:

1.Cortar los tomates y el apio en trozos de una pulgada y picar el ajo. Picar la menta y las aceitunas.

2.Warmar el horno con el ajuste de pollo de engorde. Batir dos cucharadas de aceite de oliva, sal, una cucharadita de vinagre, miel y copos de pimiento rojo. Cepille la mezcla sobre el salmón.

3. Forr la sartén de pollo de engorde con papel de aluminio. Espolvorear la sartén ligeramente con aceite de oliva, y añadir los filetes con el lado de la piel hacia abajo.

4.Ponerlo en el horno para asar hasta que esté bien hecho (4-6 min.). Mientras tanto, hacer la ensalada de tomate. Mezclar .5 cucharadita de la sal con el ajo.

5.Prepare una cacerola pequeña en la estufa usando el ajuste de calor medio-alto para calentar el resto del aceite. Remover en la mezcla de ajos con las aceitunas y una cucharada de vinagre. Cocine a fuego lento durante tres minutos.

6.Prepare los platos de servir, agregando la mezcla burbujeante, la menta, los tomates y el apio. Polvo con el resto de la sal y bien. Cuando el salmón haya terminado, servir con ensalada de tomate.

nutrición:

•Calorías: 433

•Grasas: 26 g

•Carbohidratos: 10 g

•Fibra: 1 g

•Proteína: 38 g

Ensalada mediterránea de arroz integral

Tiempo de preparación: 15 minutos

Tiempo de cocción: 50 minutos

Porciones: 6

ingredientes:

•1,5 tazas de arroz integral crudo

•3 tazas de agua

•1 pimiento rojo

•1 taza de guisantes verdes congelados

•.5 taza de pasas

•1/4 de 1 cebolla dulce - como Vidalia

•.25 taza de aceitunas kalamata

•.5 taza de aceite vegetal

•.25 taza de vinagre balsámico

•1,25 cucharaditas. Mostaza de Dijon

•Sal y pimienta negra (según se desee)

•.25 taza de queso feta

Indicaciones:

1.Prep las verduras. Cortar finamente la pimienta y picar la cebolla y las aceitunas: descongelar los guisantes.

2.Prepare el arroz y el agua usando el ajuste de calor alto. Una vez hirviendo, baje el fuego a med-low y coloque una tapa en la olla. Cocine a fuego lento durante 45-50 minutos.

3. Batir la mostaza, el vinagre y el aceite para el aderezo. Combine las aceitunas, la cebolla, las pasas, los pimientos y los guisantes en un recipiente de mezcla.

4.Revuelva todo con una porción de pimienta y sal. Descontar el plato con feta y servir.

nutrición:

•Calorías: 451 Grasas: 23,5 g Carbohidratos: 54,6 g

•Fibra: 3.6 g Proteína: 7.1g

Ensalada de arroz integral con pistachos y albahaca

Tiempo de preparación: 5 minutos

Tiempo de cocción: 30 minutos

Raciones: 6 a 8

ingredientes:

- Una lata (15 onzas) de garbanzos, escurridos, enjuagados

- 1 taza de arroz integral, grano largo sin cocer

- Un pimiento rojo medio, con núcleo

- Una cebolla roja pequeña, finamente cortada en dados

- Una cucharadita de copo de chile rojo, triturado

- Una cucharadita kosher, o más al gusto (o sal marina fina)

- 1/2 taza de hojas de albahaca frescas, definitivamente empacadas, cortadas en tiras delgadas (gasa)

- 1/2 taza de pasas doradas

- 1/2 taza de nueces de pistacho, crudas sin asal

- 1/4 taza más dos cucharadas de aceite de oliva de sabor suave

•1/4 taza de vinagre de vino tinto

•Cuatro dientes de ajo mediano-grande, finamente cortados

en dados

Indicaciones:

1.Fill una sartén de tamaño mediano con agua; llevar a

ebullición a fuego alto. Añadir el arroz; volver a ebullición.

Cocine con la tapa abierta durante unos 20-25 minutos o hasta

que los arroces estén cocidos, tiernos, pero todavía un poco

masticables. Escurrir el arroz usando un tamiz y enjuagar con

agua fría para dejar de cocinar; reservar

2. Cuando el arroz se esté cocinando, ponga las pasas, el

vinagre y 1/4 de taza del aceite de oliva en una licuadora,

procese hasta que la vinagreta esté lisa, raspando los lados del

frasco si es necesario.

3. Sobre calor medio-alto, calentar una sartén de 10 pulgadas.

Añadir los pistachos; tostar durante unos 2 minutos,

removiendo con frecuencia hasta obtener algunas manchas

marrones y fragantes con un fuerte aroma a nuez. Mueva las

nueces tostadas a una tabla de cortar. Cuando esté lo

suficientemente fresco como para manejarlo, picar toscamente.

4.In la misma sartén, calentar las dos cucharadas de aceite de

oliva de duración a fuego medio-alto hasta que esté muy

caliente. Remover freír el ajo y la cebolla durante unos 2-3

minutos, o hasta que la miel se dore; raspar en un tazón de

gran tamaño. Agregue los pistachos, garbanzos, vinagreta,

pimiento, escamas de chile rojo y sal. Añadir el arroz; doblar

los ingredientes.

5.Justo antes de servir, doblar en la albahaca. Saborear y

sazonar con sal, si se desea.

nutriciÓn:

•Calorías: 330

•Grasa: 15g Proteína: 8g

•Carbohidratos: 41g

Ensalada de pimiento asado con aderezo de anchoa

Tiempo de preparación: 5 minutos

Tiempo de cocción: 20 minutos

Porciones: 4

ingredientes:

•Ocho pimientos rojos asados, cortados en rodajas

•Dos cucharadas de piñones

•1 taza de tomates cherry, reducidos a la mitad

•Dos cucharadas de perejil picado

•Cuatro filetes de anchoa

•Un limón, exprimido

•Un diente de ajo

•Una cucharada de aceite de oliva virgen extra

•Sal y pimienta al gusto

Indicaciones:

1.Combine los filetes de anchoa, el jugo de limón, el ajo y el aceite de oliva en un mortero y mézclelos bien.

2.Mezclar el resto de los ingredientes en una ensala para

ensaladas, luego rociar en el aderezo.

3.Servir la ensalada lo más fresca posible.

nutrición:

•Calorías: 81

•Grasa: 7.0g

•Proteína: 2.4g

•Hidratos de carbono: 4.0g

Ensalada de pollo con hierbas al estilo griego

Tiempo de preparación: 5 minutos

Tiempo de cocción: 0 minutos

Porciones: 6

ingredientes:

•1/4 taza o 1 oz de queso feta desmenuzado

•1/2 cucharadita de ajo en polvo

•1/2 cucharadita de sal

•3/4 cucharadita de pimienta negra, dividida

•1 taza de tomates de uva, reducidos a la mitad

•1 taza de pepinos ingleses pelados y picados

•1 taza de yogur simple sin grasa

•Pechuga de pollo deshuesada de 1 libra, rebanada en cubos

de 1 pulgada

•1 cucharadita de ajo picado embotellado

•1 cucharadita de orégano molido

•2 cucharaditas de pasta de semillas de sésamo o tahini

•5 cucharaditas de zumo de limón fresco, dividido

•Seis aceitunas kalamata picadas, reducidas a la mitad

•8 tazas de lechuga romana picada

•Spray de cocina

Indicaciones:

1.In un tazón, mezcle 1/4 cucharadita de sal, 1/2 cucharadita de pimienta, ajo en polvo y orégano. Luego, a fuego medio-alto, colocar una sartén y recubrir con spray de cocción y saltear junto con la mezcla de especias y pollo hasta que se cocine el pollo. Antes de pasar al tazón, llovizna con jugo.

2.In un tazón pequeño, mezcle lo siguiente: ajo, tahini, yogur, pimienta de 1/4 cucharadita, sal de 1/4 de cucharadita y jugo de cucharadita a fondo.

3.In otro tazón, mezcle aceitunas, tomates, pepino y lechuga.

4.To servir la ensalada, coloque 2 1/2 tazas de mezcla de lechuga en un plato, cubierto con 1/2 taza de mezcla de pollo, 3 cucharadas de mezcla de yogur y 1 cucharada de queso.

nutrición:

•Calorías por porción: 170.1

•Grasa: 3.7g

•Proteína: 20.7g

•Carbohidratos: 13.5g

Ensalada Jícicama Dulce y Picante – Vegana

Tiempo de preparación: 30 minutos

Tiempo de cocción: 0 minutos

Porciones: 6

ingredientes:

- 1 jícoma grande

- 2 naranjas ombligo

- 1 pimiento rojo grande

- La mitad de 1 pepino de invernadero

- 3 pequeños pimientos amarillos dulces

- 2 pimientos de naranja dulce pequeños

- 4 rábanos

- 3 chiles tailandeses picados

- La mitad de 1 pimiento jalapón, cortado en dados

- La mitad de 1 cilantro, picado

- 1 limón, exprimido

- Pimienta negra (según se desee)

Indicaciones:

1.Prepear las verduras y lanzarlos en un recipiente de mezcla.

Cubrir el plato. Marinar durante aproximadamente media

hora y servir.

nutrición:

•Calorías: 119

•Grasas: 3,3 g

•Hidratos de carbono: 22,3 g

•Fibra: 3,2 g

•Proteína: 2,4 g

postres

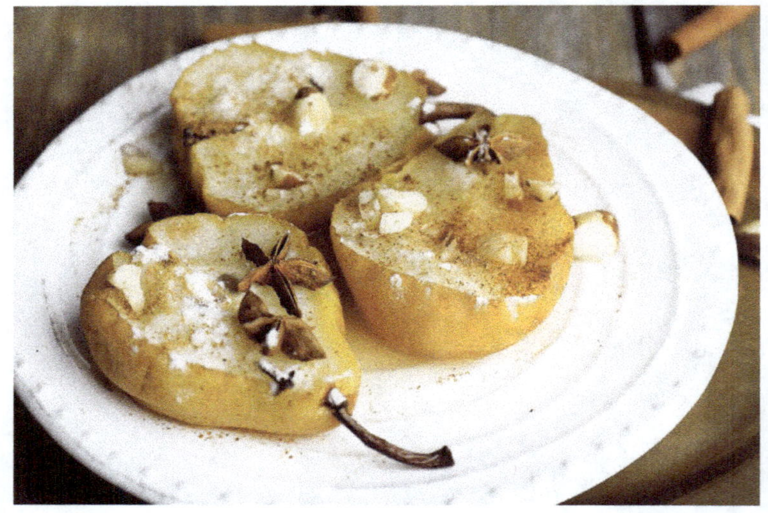

Postre de sándwich de helado

Tiempo de preparación: 15 minutos

Tiempo de cocción: 0 minutos

Porciones: 12

ingredientes:

•22 sándwiches de helado

•Cobertura batida congelada en contenedor de 16 oz,

descongelada

•1 frasco (12 oz) helado de caramelo

•1 1/2 tazas de cacahuetes salados

Indicaciones:

1.Cortar un sándwich con hielo en dos. Coloque un sándwich

entero y medio sándwich en un lado corto de un plato de

hornear de 9 x 13 pulgadas.

2.Repita esto hasta que la parte inferior esté cubierta; alternar

el sándwich completo y el medio sándwich.

3.Extender la mitad de la cobertura batida, a continuación, verter el caramelo sobre ella. Espolvorear con la mitad de los cacahuetes.

4.Repita con los sándwiches de helado restantes, crema batida y cacahuetes.

5.Selle y colótelo en el congelador por hasta 2 meses. Una vez retirado del congelador, dejar descongelar durante 20 minutos antes de servir.

nutriciÓn:

•Calorías: 559

•Grasa: 28,8 g

•Hidratos de carbono: 70,9 g

•Proteína: 10 g

•Colesterol: 37 mg

•Sodio: 322 mg

Pizza de frutas

Tiempo de preparación: 15 minutos

Tiempo de cocción: 20 minutos

Porciones: 8

ingredientes:

•1 (18 onzas) paquete de masa de galletas de azúcar

•1 (8 onzas) paquete de queso crema, suavizado

•1 (8 onzas) de relleno congelado, descongelado

•2 tazas de fresas recién cortadas

•1/2 taza de azúcar blanco

•1 pizca de sal

•1 cucharada de harina de maíz

•2 cucharadas de zumo de limón

•1/2 taza de jugo de naranja

•1/4 taza de agua

•1/2 cucharadita de ralladura de naranja

Indicaciones:

1.Caliente el horno a 350 F. Cortar la masa de galletas, luego colóquela en una sartén de pizza engrasada.

2.Presione la masa plana en el molde — Hornee durante 10 a 12 minutos. Dejar enfriar.

3.Soften el queso crema en un tazón grande y luego remover en la cobertura batida. Extendido sobre la corteza enfriada.

4.Comience con fresas cortadas por la mitad. Colóelos en un círculo alrededor del borde exterior. Continúe con el fruto de su elección yendo al centro.

5.Combine azúcar, sal, harina de maíz, jugo de naranja, jugo de limón y agua en una sartén. Hervir y remover a fuego medio.

6.Llevar a ebullición y cocinar durante 1 o 2 minutos hasta que esté espeso. Retirar del fuego y añadir la ralladura de naranja rallado. Colocar sobre la fruta. Dejar enfriar durante dos horas, cortar en cuartos y servir.

nutrición:

- Calorías: 535

- Grasa: 30 g

- Hidratos de carbono: 62,9 g

- Proteína: 5,5 g

- Colesterol: 49 mg

- Sodio: 357 mg

Plátanos Foster

Tiempo de preparación: 15 minutos

Tiempo de cocción: 5 minutos

Porciones: 4

ingredientes:

•2/3 taza de azúcar moreno oscuro

•1/4 taza de mantequilla

•3 1/2 cucharadas de ron

•1 1/2 cucharaditas de extracto de vainilla

•1/2 cucharadita de canela molida

•3 plátanos pelados y cortados longitudinalmente y anchos

•1/4 taza de nueces toscamente picadas Helado de vainilla

Indicaciones:

1.Derretir la mantequilla en una sartén profunda a fuego medio. Revuelva en azúcar, ron, vainilla y canela.

2.Cuando la mezcla comience a burbujear, coloque los plátanos y las nueces en la sartén.

3.Hornear hasta que los plátanos estén calientes, de 1 a 2 minutos. Servir inmediatamente con helado de vainilla.

nutriCIóN:

• Calorías: 534

• Grasa: 23,8 g

• Hidratos de carbono: 73,2 g

• Proteína: 4,6 g

• Colesterol: 60 mg

• Sodio: 146 mg

Galletas de naranja de arándano

Tiempo de preparación: 15 minutos

Tiempo de cocción: 20 minutos

Raciones: 48

ingredientes:

•1 taza de mantequilla blanda

•1 taza de azúcar blanca

•1/2 taza de azúcar moreno

•1 huevo

•1 cucharadita de piel de naranja rallado

•2 cucharadas de zumo de naranja

•2 1/2 tazas de harina

•1/2 cucharadita de polvo para hornear

•1/2 cucharadita de sal

•2 tazas de arándanos picados

•1/2 taza de nueces picadas (opcional)

glaseado:

•1/2 cucharadita de piel de naranja rallado

•3 cucharadas de zumo de naranja

•1 1/2 taza de azúcar de confitería

Indicaciones:

1.Precalentar el horno a 190 C.

2.Mezclar la mantequilla, el azúcar blanco, más el azúcar moreno en un bol grande hasta que quede suave. Batir el huevo hasta que todo esté bien mezclado.

3.Mezclar 1 cucharadita de ralladura de naranja y 2 cucharadas de zumo de naranja. Mezcle la harina, el polvo de hornear y la sal; remover en la mezcla de naranja.

4.Mezclar los arándanos y, si se utiliza, las nueces hasta que estén bien distribuidas. Coloque la masa con una cuchara en bandejas de hornear sin engrasar. Las cookies deben colocarse al menos a 2 pulgadas de distancia.

5.Hornear en el horno precalentado durante 12 a 14 minutos, hasta que los bordes estén dorados. Enfriar en bastidores.

6.In un bol pequeño, mezcle los ingredientes glaseantes. Extendido sobre galletas enfriadas.

nutrición:

- Calorías: 110

- Grasa: 4,8 g

- Hidratos de carbono: 16,2 g

- Proteína: 1,1 g

- Colesterol: 14 mg

- Sodio: 67 mg

Relleno de pastel de manzana

Tiempo de preparación: 15 minutos

Tiempo de cocción: 10 minutos

Porciones: 40

ingredientes:

•18 tazas de manzanas picadas

•3 cucharadas de zumo de limón

•10 tazas de agua

•4 1/2 tazas de azúcar blanco

•1 taza de harina de maíz

•2 cucharaditas de canela molida

•1 cucharadita de sal

•1/4 cucharadita de nuez moscada molida

Indicaciones:

1.Mezclar las manzanas con jugo de limón en un tazón grande y reservar. Vierta el agua en un horno holandés a fuego medio.

2.Combine azúcar, maíz, canela, sal y nuez moscada en un tazón. Añadir al agua, mezclar bien y llevar a ebullición — Cocine durante 2 minutos con agitación continua.

3.Poner las manzanas y hervir de nuevo. Cocine a fuego lento hasta que las manzanas estén suaves durante unos 6 a 8 minutos. Permita el enfriamiento durante 30 minutos.

4.Pour en cinco contenedores de congelador y dejar 1/2 pulgada de espacio libre. Enfriar a temperatura ambiente.

5.Sellar y congelar. servir.

nutrición:

•Calorías: 129 Grasa: 0,1 g

•Carbohidratos: 33.4 g Proteína: 0.2 g

•Colesterol: 0 mg Sodio: 61 mg

Pudín de avellana

Tiempo de preparación: 10 minutos

Tiempo de cocción: 40 minutos

Porciones: 8

ingredientes:

- 2 y 1/4 tazas de harina de almendras
- 3 cucharadas de avellanas picadas
- 5 huevos batidos
- 1 taza de stevia
- 1 y 1/3 tazas de yogur griego
- 1 cucharadita de levadura en polvo
- 1 cucharadita de extracto de vainilla

Indicaciones:

1.Mezclar la harina con las avellanas más los otros ingredientes en un bol, y verter en una sartén de pastel forrado con papel de pergamino.

2.Introducir en el horno a 350 grados F, hornear durante 30 minutos, enfriar, cortar y servir.

nutrición:

• Calorías: 178

• Grasa: 8,4 g

• Fibra: 8,2 g

• Carbohidratos: 11,5 g

• Proteína: 1,4 g

Pastel de nueces

Tiempo de preparación: 10 minutos

Tiempo de cocción: 40 minutos

Porciones: 4

ingredientes:

• Nueces de 1/2 libra, picadas

• Ralladura de 1 naranja, rallado

• 1 y 1/4 tazas de stevia

• Huevos batidos

• 1 cucharadita de extracto de almendra

• 1 y 1/2 taza de harina de almendras

• 1 cucharadita de bicarbonato de sodio

Indicaciones:

1.In un bol, combinar las nueces con la ralladura de naranja y los otros ingredientes. Poner en una sartén de pastel forrado con papel de pergamino.

2.Introducir en el horno a 350 grados F, hornear durante 40 minutos, enfriar, cortar y servir.

nutrición:

- Calorías: 205

- Grasa: 14,1 g

- Fibra: 7,8 g

- Carbohidratos: 9,1 g

- Proteína: 3,4 g

Chocolate Chip Banana Postre

Tiempo de preparación: 15 minutos

Tiempo de cocción: 20 minutos

Raciones: 24

ingredientes:

•2/3 taza de azúcar blanco

•3/4 taza de mantequilla

•2/3 taza de azúcar moreno

•1 huevo, batido ligeramente

•1 cucharadita de extracto de vainilla

•1 taza de puré de plátano

•1 3/4 de taza de harina

•2 cucharaditas de polvo para hornear

•1/2 cucharadita de sal

•1 taza de chips de chocolate semidulce

Indicaciones:

1.Caliente el horno a 350 F. Grasa y hornear una bandeja de hornear de 10 x 15 pulgadas.

2.Batir la mantequilla, el azúcar blanco y el azúcar moreno en un tazón grande hasta que se encienda. Batir el huevo y la vainilla.

3.Doblar en el puré de plátano mezclando polvo de hornear, harina y sal en otro tazón. Mezcle la masa de harina en la mezcla de mantequilla, luego revuelva las virutas de chocolate. Untar en la sartén preparada.

4.Hornear en el horno dentro de 20 minutos hasta que la mezcla esté tierna. Enfriar antes de cortar en cuadrados.

nutrición:

•Calorías: 174

•Grasa: 8,2 g

•Carbohidratos: 25.2 g Proteína: 1.7 g

•Colesterol: 23 mg Sodio: 125 mg